Reptiles

```
C H E Z T L Y K G V B C F T W
A D M S D G S Z V H G B O A R
D L G O I Q J N D L X Z Y N V
L R L C N W B F S P A S Z W J
D L A I O S U B T S I B I V Z
T S S G G T T N Z O P N X H T
V C V G O A T R G L M Q S L O
N R Z M D N T O E W Q E B O R
E O B K J U D O N D Z C B H T
B C J W R Q D E R M E W S Q U
I O Z F M R M A K E O G Z N E
Q D F X L W Y Z C O Q U I S S
Q I Z R T U C Q V N M E T L J
Q L M A M B A N O I R O E H A
F E U X C P H N B M M G D K F
D M N P R H O G G D B V L O B
A A X N Q I T X Q B Y H D C G
F R B B Q X R U K A R B O C P
T I E L I D O C O R C N H U T
J N R E B Z J J C G Y S A D K
```

Alligator

Boa

Cobra

Cottonmouth

Crocodile

Crocodile marin

Dragon de Komodo

Mamba noir

Monstre de Gila

Tortue

Arbres

```
J A H F V R R J O K V X Q M A
R A N B R I Q Z P W G M V A V
R B I A A C X K F N H A A L O
P Q P N B B B A B O A B Y R C
E T A A M H R Z U O J B R X A
U G S N E S G I H E U L J I T
V N T I N S V W C E A V F P I
B R N E Ê K B B P O Q P X O E
R C Q R H W S K T W T G B B R
E V V X C J O C B L H I A Y G
I V V E A G A V E U C F E V M
N J G Q P T Z X D K H O Q R F
G C L C O B U D L P T O M G K
I K K D J W R P J C K D O M F
A R P X G W Y Z L K H W V U Z
T K N N O R E I T O P A S Z T
Â B T I Z R L Z C D T G R J A
H L T M U F K I S J A Z D M N
C U V Q Q Z F T X G H C F P E
K J S S S H W P G W W F N D T
```

Abricotier	Agave	Avocatier
Bananier	Baobab	Charme
Châtaignier	Chêne	Sapin
Sapotier		

Dinosaures

```
N C F Y I J R O J R I I M E F
H B A R A P A S A U R U S E B
Q S I F V U D I E Y I J L Q B
N K T B L S A Z C H V C X Z N
O S P C R M Y P H F L O C R P
I Y Y S P A D X I T B N Z Y N
P V H N D Q N I N P S C U C C
T Q L C T H A S O E N A V O Q
O E U M F A X U D F K V H R T
B A Z M U Q R T O Q Q E J O T
R Y Q Y Z B P S N G F N I N F
V T U O Q P B L U H M A A O A
D A L I O R A M U S C T L S K
D R Y O S A U R U S U O I A D
T B R U A A K Q H X N R W U P
S I A E T E F G H N S J A R H
B K R O C S Q S G Z J F L U Y
D Y U E B S Q I B F L M I S B
O R A B X F D W C N Z D A Y M
J X P B A R O S A U R U S X S
```

Alioramus

Barosaurus

Dryosaurus

T. rex

Aliwalia

Concavenator

Echinodon

Barapasaurus

Coronosaurus

Syntarsus

Épices

```
L K T K S S I N A S M Q L I L
B C O R I A N D R E D W F G A
Y R R U C Z N R Z Z A N S E G
B V J T Q G Z U C U J S Q F W
L Q A S Y F R S H A J R R W Z
C B G S Z Q D C A N N E L L E
A G Y E P P O P M V E W M M M
R W Q C H D X V P W W D T T E
D T M V Y V H S W V S E F H D
A F Z W M L E U S Q G M C F K
M O P H W P J T Q M R U B U B
O X W D C F W I R Z N J M Y X
M T C D I U R H K V L G F B U
E D N L T W M G W K Y L A F J
V G Z G S B T I B C L Y Q A M
X M F W R A I L N S L X L B D
B A D I A N E G N O U J A C J
I K A T D T W Q H E T S E Z B
Q M V C U R C U M A Q P Z Y U
X P O L C F J I D W A H E D W
```

Ail	Aneth	Anis
Badiane	Cannelle	Cardamome
Coriandre	Cumin	Curcuma
Curry		

Fleurs

```
S C X P Q C U M J A S M I N T
V L R D R A P C T J J W H W Z
S É B U S P N I S N J I Z Q U
H M O D C U H Z J P P Y R J B
J A P F L C Q K B A Y N J I Z
D T J A C I N T H E R J Q M S
Q I Z T H N U D X N W O M H N
W T G E U E Q N W Y X R S A O
K E Q L P C O N K M Z B Z S R
V C V A E F W N M P U V O C E
X R R N E N G E A Z L O C X Z
A U N I E Q T K W F O W X R G
N L M D E B V A A P H I X E
L I V R U R J H C R L O G M K
R K I A N E W J R R S A W O B
A E B C F U J H M Q T M O Y
H J T U Y A N É M O N E U N U
T E B J T B D A A J B Y X K J
F F D K P F I Y E I L O C N A
O T N E E C V V P I V E R T E
```

Ancolie

Anémone

Capucine

Cardinale

Clématite

Colza

Iris

Jacinthe

Jarosse

Jasmin

Fruits

```
I L J L G B S P P C E P T N V
L P E T I E X A A E D A K R M
T Z B H K N C S T N J K K W G
P T S B Y K X T R E H Z G I O
C R G Q G L V È U J Q S X A Y
E A D Y E G T Q E S D X U Q A
S Z N D Z Q H U Y B S I L V V
B U F A W Z T E E N A N A B E
X A I V N O F K G D A T T E A
G P G J L A P S X P A J X C N
R H U H R N S S D U V O O A Q
E A E P Ê C H E H N Q H A Y P
N F V O Y O K Q R J W T H R G
A N H O Z Q Y C Q S D L H J C
D M I G C A M R Q L U F T R I
E B Y Z D A S C E X A R Z L T
I G J I W E T J J A Y A M Q K
C H B R V Y Y J H Z B I K J O
T G S Q I P U T M R Z S P G L
M I G S O L Z T D I R E R T G
```

Ananas	Avocat	Banane
Datte	Figue	Fraise
Goyave	Grenade	Pastèque
Pêche		

Légumes

```
C Q Y Y T Z D C J Z F C T F K
G S J R J M O D F I D L A J L
K R T P K W I P U E N E W D M
J Z S P N U E L B P U P W F O
A R M J O O P D A E W W V Z V
G U I D C I Z O J C J P S Z S
U M B V Y Q Q V L E D N H P N
C E N E L L B R P P G C Y O W
S D I F R E V K O X F G B I V
L A G A E G X A B N V N J R K
U L K B R N I U F E E K N E R
L A T G Z T O N N Q E W I A A
A S U O L I I U E G J N C U S
C A F É U Q F C I W M W B R P
B M V R P F U I H L V Q W I E
R Z B Q G I È X C A R Y D H R
M P W B W A N V J I U V P H G
I M J Q N L R A E X H T J F E
N E A Y O M K P R B H W Y D T
O M A I S B G K C D S J C Y U
```

Artichaut	Asperge	Aubergine
Fenouil	Fève	Mais
Poireau	Poivron	Salade
Épinard		

Pierres précieuses

```
H W F M D R B V X H P Q F Z R
D S P F Y A Z I C F M J U Q H
P E T I N I R C N A C I J A I
Y D B I Y S V J N T L X I I Z
N N Q R V M J J I U M C X Q E
R U F X K E H L F U J O I W I
C Y M M E G Q B S P Q D J T F
K W T A M É T R I N E T L P E
R D C H K L Q B W P U B S Q U
X J Y H D E C R S U B W T M W
K M B J A D I A M A N T Y M U
V Y A H I R X I C U V H F K E
R Q E M D I O A J R I H P A S
U V Z U É S M Ï T F B U M C Z
B E N D B T W E T I L O T A D
I R Y A Z U H N B E R J M E B
S A T M M M Y Y B E S N D U T
X Y X B A J V S S W G H U I R
S R A R L W U Y Y T B M N B C
C A T E S N N V O L E X P C Q
```

Ambre	Améthyste	Amétrine
Calcite	Cancrinite	Charoïte
Datolite	Diamant	Rubis
Saphir		

Oiseaux

```
J O B H F R C X U N F J U N P
G M B V B L A V F Y X X I L Z
Y Q U M O X A I A H V S T H Q
K F G H W C W M G H F L Q W G
U S I F I T N E A L W L Y K S
G S U D T V Y F P N E Y Y V J
Q C U X D S P A X R T R K A D
D H U G W W S U I K Z R E I R
Z O O X C J W C B W P P O A D
N U B D L I I O I Z N G G S Z
K E I Y S G G N S N E I E S E
F T H A R A O O H M K R Y L T
C T X V M Q O N G J K T T N N
V E L D F M U B G N L I V M I
R X Y O Y A B I J O E Q G K X
O M G W R I R B I L O C W Z W
D W O D Q Q N R P L O J A L T
H M L X M G D V X A W C M R M
Y M T A F A V V S R O F U N D
T U J U A P Y W W D H N P N F
```

Aigle

Cigogne

Flamant rose

Paon

Ara

Colibri

Hibou

Chouette

Faucon

Ibis

Poissons

```
H R I B W C B B Q L E Y F E F
T P M A W G M N N U S B A P N
W N V J C Z W F T W C I G R Y
V H R M K I E Y A H O A K A R
Q J J F F V V I P I L R H C E
O J U H C L D T W K I T L I Q
K H L S W U Q Q H L E P X Q U
W E V Y P F P J N V R R H E I
G C D T K I A N G U I L L E N
X V V F D D A Y P O R S R N -
S A B O U V I È R E P Z S D T
U V P Q E M È R B V F H I K I
K S B O N I T E X R A T N O G
R C A A G X R E S P C R F N R
I G M N X O U U S P E G W N E
P Z Z B C D N V I P Y F P O L
D K V M A H M B U E A Z K H H
S F K U Q J O O F N T D F V B
L R F N R S E I K J B X O H G
Z K U T I I Y M S L S W Y N A
```

Anchois

Anguille

Apogon

Bonite

Bouvière

Brème

Carpe

Escolier

Espadon

Requin-tigre

Fruits de mer

```
R C C J Q J B O X F U D G W X
H J C U R Q V Q P M N K S F B
R W U Z X Y L A N G O U S T E
I R R M O U L E S D K C W Y V
J S W Q C R A B E S T F E K B
J E Z Q K R W Y I J R C R S U
O T N R J S G Y Q Q Z Y K R X
G B O W Q M C V X R H F C A L
F L Y U A L Z R O G R W A C C
Z E G N R Q X Z E N I T X K Q
L N E H C T N M E V D S K P Z
S I H S Z K E X X R E M K B M
U T U N D I S A P D F T V E S
J S I C H V L B U C W G T L E
F U T A E W V A J X R H O E H
R O R L P X G E D R A M O H C
R G E M O G G I J R Q I C V I
M N S A P R J T U Y A E B J E
C A Z R Z D Y N H N Z M R Y S
J L J S I Y K J Q D Z O D W U
```

Calmars	Crabes	Crevette
Homard	Huitres	Langouste
Langoustine	Moules	Seiches
Tourteaux		

Herbivores

```
R X C C W B X W W F P N Z R V
W M Y J B L V Q I X Z Q A P Z
P T L A N E Q G N P B G A E B
A X G Q Y R Y L H E Z A N F M
I X Y P C E N M L Z L Z E P Z
Y K L B I S O N Z I U E Y H H
Q J A B B K F Q Q U A L P Z X
G X L L L D B Y R G M L T U F
G O D C X Q D L W E F E R R H
P D Q G S X E N E J Q R M R M
X M O U T O N K W H C J R T N
E L A V E H C E L É P H A N T
Y X G S F Q Z B S K S I C E Z
G H T I E D H C N C D A Q R I
D V P J R N B E S X S N E B I
G A I O D A M L X W R R M È O
H C A Y B I F U A C A J Y Z G
K H Q W H F J E W P W S N T X
P E A F X P U E Z H I C Y O L
Y H J A X L N O F I G N V X N
```

Ane	Bison	Cheval
Eléphant	Gazelle	Girafe
Lapin	Mouton	Vache
Zèbre		

Singes

```
T A M A R I N O D E V N Y R G
N L A B N O B B I G E O K V Q
C N P E L L I R O G W B W A I
H S L I M J G I M J C O K P J
A R Y H Y X L X A X X N W J O
I K A S Z W V F A C G O N F Y
J S V U O W T F T O D B U B F
R O Q M A C A Q U E V S U A K
Z S W C G Z P M T R S J H B H
G L W C P V N W U B Q K L O I
R W M W Q C T T I T I J W U D
X S O M G P G J J I H A K I A
B K B U J R W T V N F U G N T
T I T B I G H G P T I I Q K L
F C D S H S M Q E E H K Z Q
J S V D U B T W H A I D E J T
D S L L S O V I J C Z R L K D
P V X F E O U Y T I Y L J X K
I O Z W Z M L J B I S F R P T
Y K N G Y C H I M P A N Z É D
```

Babouin	Bonobo	Chimpanzé
Gibbon	Gorille	Macaque
Ouistiti	Saki	Tamarin
Titi		

Carnivores

```
Y L C R X J A G U A R Y B I S
D Y Y D A T O C T J Z B F Q P
V K N J R F V W Z M I R K T P
P J O U Z I Q H Q C H A C A L
H D I T N O H P J P S K D I J
J J L I U O R W A S X W R Y P
R U H G S C B G N R G Z A J B
A F Z R G E G Y D H A F N A U
S Y M E N U R M M D L J E P F
N S O L Q V D V E F D Z R R O
F Q D F H J A Z A R N D C R B
H I G E N M O K L S W O L D
U S M L O U P P K T R Y Y F
D J N I D N W U N T V P O N D
X U T U Y J X P A T C S T X N
N X M N M Q S R O U R J E C G
F V D G Q Q V E F S P L Y U T
L F V O X Q Y S O W U I J K F
W F Y X I Z X A S Y M B L T A
P U N E F C V C O V A Q O D B
```

Chacal   Coyote   Jaguar

Lion   Loup   Lynx

Puma   Renard   Serval

Tigre

Volcans

```
P G A I D T H X N L U P J X F
Q A P G W X K X W S Q T Q Z Z
U L K I W W L B W P A S M J V
E E Q F N E Y Y D S K N W O A
Y R H O U A E Z B B E F F N T
H A Z L Q Y T A H W B V J W U
N S N M L X E U Z Q O B R G K
J L N A K I N N B O M N D Q H
Q T S F L O L K W O O E M K M
C P W F J B A K R A K A T O A
I E I N V S R G E T G K R K P
S M T A J É N O X N G P P B K
S S Q N W V S I M E O P V N H
E S Q I A X I U H O X X D O V
M F F E G Q E X V M E R A P I
E N O V S A B B E E J J U L J
R P L A X A E U A L Ī K O V B
U B R C A G D L Z H V X G G S
P K I L I M A N D J A R O A S
J I D S R V E P K C P K B Q D
```

Bromo

Kilimandjaro

Merapi

Vésuve

Etna

Krakatoa

Pinatubo

Galeras

Kīlauea

Semeru

La ferme

X D W J Z R O H X K S J Q X E
W Z O R G H F F T O M V U L Q
T Q Z A T R D O K B X H L M K
Y E K V J C A D O G P N A U L
K Z Y O B Z J N Q G G G I U A
E N C L O S Y F C C I A T Z H
J Y Z T U F Z V L H G L B X W
W R F R M B W W F C P X A P I
S H K P T X F I S E Z P W X E
F U N V X V M I Y A R U A J X
I O F O I N A C Y C D M F F Y
O C R V P E I C A A U T I C Q
Q S E S Y B Q Y H M L K B E C
R B I K I P S Y A E G L S I R
G D M V B X L R P D T Y D L I
G H U Q Q E L L I A L O V I U
O Y F T U T D C S W A R E V R
W T A G P Q Y Y M E O L C Z M
H N I G T G R A N G E O Y G T
X S A G R I C U L T U R E Y Z

Agriculture	Enclos	Fermier
Foin	Fumier	Grange
Lait	Ranch	Vache
Volaille		

Fougères

```
T Z K X Y M Z J T Y H B J V D
G A E L L I U E F O F C S H W
Y P Q M E T T J T M Z H N J F
Q T D W S I U X W N W L K M S
O E F Q E B H R D G B O A B R
H X A M Q M S P G A Z O L L A
I J B O N J V U W X C I H T N
C S G U E P S I U O Z V L I M
W N X S O S M O N D E V P Z V
S W H S L L D D E I N P S N L
N P X E Q F A O H N X C E E A
M J O Z B B O R W E O O M H D
C S L R P R L S T S M A C N
A H T F E Z P D I A V N G I U
W M E V R U E C B O G B O L M
W F O B M O B B Y N L A T V S
K K M V I T N A F W J E P Z O
K Z V T H G G D J R U B Y Q T
N K E C N E W T E H Y X R P X
E A E H O S Z T J D M E C L H
```

Azolla
Foliole
Mousse
Spore

Cryptogame
Fronde
Osmonde

Feuille
Lichen
Osmunda

Cétacés

```
G O C D E M F M B A L E I N E
Q Q W M K A G U L É B P X N P
L L W E T È C O T N O D O U W
C A M R N U L G I C H J O H A
J V T A H D P Y M A Y Y K M O
U R R M D H B D O M Y F G Y Y
A A E N A F Z H X X B D G W C
Q N W Y N R O T Z C B N R I W
U C N K S H S G N T A T O E K
A A H A C P T O R Q U E J X I
T C V R S K W R U Y N D H M F
I H M S P J M G B I I Z H F R
Q A W R F N I W T H N W A B H
U L Q H Q F U Q J L A P G X S
E O Q U F T T F R O R Q U A L
N T Q A Q J Q C X A A U Z K L
D H M D V R C A S B C W A L O
U M L E N T Z P R Y M R O F Y
U A F D A U P H I N T C Y S Y
D D L P O F P Q G N Q M K F D
```

Aquatique	Baleine	Béluga
Cachalot	Dauphin	Marsouin
Narval	Odontocète	Orque
Rorqual		

Céréales

```
C U B K D B L I S Y T R U H R
T D E I T N Z N M E L T C H K
M V O O L X O B W I I C B G K
E N F W C C N X Q X L G K D U
W S X P B H G E H P D L L Z X
O G R O S G W W A N J K E E B
E B S Z B H C D H V Q E O T Q
T B D Z L I D M A Ï S M N M S
Q I Q P É G A S M U C S H C A
L Z N C O Q F V P A I B P F R
Z K B J I L M F O U C J A D R
I L A J D L E G T I H B D K A
A S G O D C B D M H N K O W S
A G I X K J O W I Z W E U V I
D G F S M C U E L I E I T F N
Z X B R E G R O H R Y H L P U
Y H O Y U G W L B Z O R M Y K
Q O Z Z T V C K H T W K Y E R
R F R A E L E M X I T S R O J
X Q D G Q X A E Q U H I E M B
```

Avoine	Blé	Maïs
Mil	Millet	Orge
Riz	Sarrasin	Seigle
Sorgo		

Fruits secs

```
M Q P E I L S G Z A B G G L R
F J J O I N C N H N G M Z X K
V G C S F M A C A D A M I A U
E I R A W H V F R S I C M R V
P I I U C H U W E C X K S E N
Q S I E A A N Q F H A E G N Z
M E E A S P H A K X U J H Z F
W Z I A P É V U W F A J O N Z
Q F U T J C P C È J W X Q U N
U A E Y F A U Y S T E Q A Q I
T X O O M N Y G R H E T J D S
I G Y C P P Y P X O J P C Z U
V L C E T T E S I O N P H C T
U K E S J P G P F I W E Â O P
K Q B P U G N O I X S U T C K
E H C A T S I P H I O U A O D
H Y W T X Y O Q G A S F I I Y
Z R M F D A B R W P F Q G X V
J C L C E K X W D J U M N R P
E D N A M A S L Z Z G O E B I
```

Amande	Cacahuète	Cajou
Châtaigne	Coco	Macadamia
Noisette	Noix	Pistache
Pécan		

Herbes aromatiques

```
K H Q X J H A D S P E R S I L
G P L U A J I G N A N G E K A
N X F A U W B Q R T N V S M P
M M N P U J F R V R B L T R T
G R X M M R T M I P V G R L K
W F X J X S I E R B J W A G Z
C M N W S A E E B O P D G P R
A I E I P U T F R Z M C O V Z
W F B S A G B T H Y M A N U Y
D R D O U E E A T I G P R C M
Y P Y Q U C H S S V Y F I R
H L K T J L A R T I N M Z N N
L F L R Y I E L C J L U M O J
S A R R I E T T E M R I O E P
A I A L J Q H Z T L I M C Y Y
K J K V P G M C R E R B O P H
R H W K E H T N E M C D S S R
F G D L M I W O D I C H X L N
Z C S M Y Q Y C H Z F T V Z Z
K L F N V Q L L E V K E U V P
```

Basilic	Ciboulette	Estragon
Laurier	Menthe	Persil
Romarin	Sarriette	Sauge
Thym		

Montagnes

```
E C E E V Z L S J Z V K H C F
F T K W X F J I L B J L U B I
R Q C M O N T A I G U I L L E
P W N H E M A J Q C O H S X M
M E A T S E R E V E I L A M I
N L L S M P S A Y C Z A N Z N
J J B D G O T B M D S R A V K
N R T C A T N A F U K K M D Q
C C N C U R A O W U P X D S Q
D Q O N Z G Z D R I L A N E D
A B M D W R H O V D I E F X P
D Y H U N T E B C U E W F T G
Z E E K U V R Z C M F N Q S X
Y W H W S E T I M O L O D T J
D H Q C K E W H I P O R Q E Y
V U D J T H E P W Y O E T T R
Z N C O I I P X F H P G W I O
Z H Z V I Y H M W U S I T N M
A I A L P A M A Y O R E Y D Y
D X C F G Q Y C Z S G M R X Y
```

Alpamayo	Denali	Dolomites
Eiger	Everest	Manaslu
Mont Aiguille	Mont Blanc	Nordend
Stetind		

Plages

```
R F U T M I C I B Z A K G U R
X B O N D I B Q F S O P L L X
B N Y D J Q X S V S Q E R S T
F A G I C U N D M D H T X Y X
A P I A N S E B A L E I N E D
P S Z E Z C Y X A N N T O J E
T O P Z D L S I J C L - L O T
C P Z I I U J M W H K H V L G
H O K N P L N Q D P U A E V T
Y I C B O A A A Q S V V J I S
B N G A T H H C U O I R F X S
F T I C R U L M O F X E W V G
E E J N J A J C W N R R X L F
M M A O I V Ï Q S T C A P F R
Z A A J J C R B T A D H G H K
V R B A I G G I E F S D A E P
T I P N N O L L A V U A E B J
S N G Y J T I H R J D O D F G
M T B K I J W S I D X F Q E S
S H P G R O S R A I S I N I B
```

Anse Baleine	Baie du Naufrage	Beau Vallon
Bondi	Caraïbe	Gros Raisin
Petit-Havre	Pipa	Pointe Marin
la Concha		

Pays

```
D G W C E V D J S K Q Z N Q O
B K B I A R E M E N I H C M F
S B X S M Q M I I E C N A R F
L U J V A U T H K Y D J T I U
W H Q A N H T W Z O K F P H M
E M G G A I K M J K O X J V H
M A C E P H O Q N A W M U N S
J R Z I P I B F F L N D Z N G
U O Q E S T Q E W X B G W Y I
C C B F J Q O I L U R U O B I
X C J N D B E A L G U K V L S
Z A L L E M A G N E I Q X F A
Z T W N F O Z I Q Y L Q E V Y
X V E C O M O R E S N F U Y D
V X A H L E O G F W S K I E W
S Q R R M Y Y C J I U P N J U
A Z H U X P K T O X L G A M D
A Y Q W C P Q Q V X A J M I X
G I C T I T C S M F E D O J K
Q D Y Z J U D W T U R Q U I E
```

Allemagne   Angola   Belgique
Chine   Comores   France
Maroc   Oman   Panama
Turquie

Déserts

```
U Y A S P Q E G S X O I N B J
R Y R I J Z I G H S G L C F G
F N C G R A N D B A S S I N P
Q D T P N S A H A R A G W K D
W J I R U N P N Z J R B H V N
K Y Q N Y F G A J S A I G D J
A L U Z X U Z N T J H J H A Z
L P E E S Z C Y A A T M X H N
A Z C Y I S S E R G G F B D V
H T B F D T O W M X O O W X V
A E V V U R J N Y Z C J N W G
R Q Y O J S N Y O D R H J I S
I P K D H E B S M R C L I K E
E Z P N F I B O G G A Z F D S
H S S X A O X W Z I K M U H T
E Q J I G J K Y Z Y L K U M K
G N P O U S X I G A H Q M I M
R L T K C D Y W K W S Z N H L
A M A C A T A P Y C D X F W L
Y V Z D C S D J M V P H M W K
```

Arctique	Atacama	Gobi
Grand Bassin	Kalahari	Kyzyl Kum
Patagonie	Sahara	Sonora
Thar		

Archipels

```
E L A R Q F V R Z L C K B M S
I Z R V I T I X C R X Y X O I
Q T C A B X U Z K B T M B R A
J E H X O L M V F U T S Z I N
U M I M P J R F A N B V P M O
I A P B Y W V A V L Y T V E P
N G E T I H L S T H U X H I A
G F L W E I S É N O D N I J J
H N F S E N I P P I L I H P L
A X I S I L N A M Z W L G S E
W D N E E T C F N P R B U I P
A G L X P Y C U M T E X S W I
I K A V V Z C Y T K I Y V C H
I R N Z Y X A H C O H L Y Z C
B S D H R C D N E L Q B L L R
T W A R R C C O B L A H R E A
G B I J Y Q B T F C L D Y Y S
F M S F N J C T L I S E E Y N
D M A S C A R E I G N E S S Q
K H Y L X K P V B P S S H C K
```

Antilles   Archipel finlandais   Archipel japonais
Cyclades   Hawaii   Indonésie
Mascareignes   Philippines   Seychelles
Tuvalu

Lagons

```
J S Z D X F F A L Z D M C E N
O A U H A L A Y N O G A L A Y
A B I X K A B T M B H E I S B
D T Y B U R F Q H A A E G Y T
K X F B O C G K P C Y L Z N V
C L I P P E R T O N L O O T A
Z P K U V T O J F Y P A T S O
E N N A - E T N I A S S M T E
P J L O E Y T K E Z R B J V E
H L G Z Q U G V Z C A T P Q L
U F P J A G A G U M H W V S K
K B Z O K O C L Q Y Z E O M Z
E G L Z B O R A - B O R A K Z
T W J M O R N E H V Z I N S W
Y S Z B Q S U L R M O O R E A
X J I G V Z L C Y C O M I N O
H V A U S Y L K P A Z D J H J
Z I G H S Q F G Q R U X D N F
V O X X X K F M P B P A X T A
T H R V Y B X T S Z N G G J H
```

Balos

Bora-Bora

Clipperton

Comino

Lagon Yalahua

Mayotte

Moorea

Morne

Phuket

Sainte-Anne

Insectes

```
L P M O U S T I Q U E W A H A
C R I Q U E T O B Z Z S S S B
B Y H R K Q U D C C C C Y Y E
E C O C C I N E L L E A F N I
W T S L X Z U C Y H E R J E L
X S F N U B L X B J I A G A L
Y P N Z S M S I H R C B Y Y E
N A M D O M R S B E B É B U F
P F B C W B Q A D E N E H Z O
J H B A R W A U E P L C I S U
J O I X N W N T M H S L D N R
C P N N Q F O E O I P B U V M
B M C I Q G L R I Q Q B P L I
M G D H S U L E S U W Q V Z E
H U Z U Q I I L E N Q A L O N
B Q U T W Z P L L H Z C M Z C
Y A C F P J A E L J N Q U D U
B C F V O U P B E P A P U J I
W Y E L Q A R F R J F R J W D
G Q W N P P O N S H H S H W G
```

Abeille	Coccinelle	Criquet
Demoiselle	Fourmi	Libellule
Moustique	Papillon	Sauterelle
Scarabée		

Anciennes civilisations

E V A T V Q T P Q R X L C E Q
G F P Q I X O O R P J T M L D
Y M É S O P O T A M I E N N E
P J V M O F E C S U J Q V D V
T W G R C N N M H L V V O Z A
I G R I D H A K C I T R F Z L
E D R D O U S F Y O N E L V L
N N A E N G R Y L Z W O B A É
N F Q F C S E C V W W X I D E
E T D Y H Q P W Z C K A J S D
A C U E H E U M G A J P L Y E
N R P M N Y P E L U C H J D L
T I O B D L K B A A H C T S '
I A K M L W W W C N O U Z N I
Q Z D I A J Q S W K T F U V N
U T V V N I T K X A M I L U D
E È M I G C N R A A F V Q X U
I Q A H M F A E F Z B W Z U S
A U Y S P V L S Y U N R V K E
Q E A K N X Z W E H K Y H C G

Aztèque

Chinoise

Egyptienne antique

Grecque antique

Incas

Maya

Mésopotamienne

Persane

Romaine

Vallée de l'Indus

Gastronomie

```
L D H Y K L U I C E T R T W X
A S W A Q U E N E B T T T H K
S X I L V E F J T K P J G I B
O H W K W R U E T W C X R Q Œ
T E R Z A A A N E W N J A U U
J N F W S T T E L C L M T I F
K L D H M R O F F X P H I C B
J G N Z R A P M I F G K N H O
G U M J G T V X T K S G D E U
V W H Z T K K E R S A D A L R
C O K U Y A A M A R J K U O G
P A L V Î E I X T Z T O P R U
C L S N L T J C R Ê P E H R I
S O N S W S R J S R N E I A G
R G Q C O H N E P Y L T N I N
V K I A S U E P S D J F O N O
Z X T B U T L J C N R I I E N
C X H S W V O E I H Z F S N U
H K F R X Y I J T B C H X O X
Z I N I W U G N C R G A Q H I
```

Bœuf bourguignon	Cassoulet	Coq au Vin
Crêpe	Gratin dauphinois	Huîtres
Pot au feu	Quiche lorraine	Steak tartare
Tartiflette		

Chasse

```
G U N Z Z L S G G F H W V L S
Z R U E S S A H C U A J C C E
I W F V B F G I L V U U A M L
M H U B J J I I H A P Y N E W
P P S W W B B X J K C I Q E B
Q O I A M Y I E A K C O Z N T
K T L Z S Y E T I X Z N L E U
D P L J O D R D I H P R O I E
A Q O P C A Q J R S E M F H T
G C G C X K X A E K J I B C D
C Z S W J O T S W Z Z W O Q L
V S D N I A T K W S W R D Y Q
Q I D J K K Y J V F P S Y J P
M D I C K Q A Z O K C G P D Y
S U X R E D X S E B I C H E X
A A U Y C R R M D S A F A R I
I C T X G M F E Z V S L B R H
I W G O F P B U S A L H Q S K
W I I C A T M T Q K Q Z S V F
K X J S N F H E A A D S L T G
```

Biche

Chien

Gibier

Safari

Cerf

Faune

Meute

Chasseur

Fusil

Proie

Départements français

```
C J Z L L N Z U P A J L Y Y Q
E H X V H E M I W K L C D D M
Z B L K Z T D I K L T M K Y A
Q N Z X Y N E P A N K D Y Y V
E F L G U E D K C F J P X S V
R T M J Z R N R N A V W Q J P
S W O J J A O O I F R P N O F
G U R C G H R B A S - R H I N
H U Q O J C I X Z N H W H W P
L Z A O O O G X D K N X G X O
C X T D I A R J P Z M X M M M
V A P E E S K N K P A R I S V
N H N I T L E D E D M Y X Z L
D W I T E L O R A V E Y R O N
A I O G A J E U G L V T Z H S
U P W Y A L P E P T C F Z U U
Q P V A U D E C G E N G I K S
B J I D S K B X A D G C K G J
P X I H A H S W B M L Y B B F
O U I N H I U C W V F M V Z E
```

Aude	Aveyron	Bas-Rhin
Cantal	Charente	Gironde
Guadeloupe	Oise	Orne
Paris		

Couleurs

```
D X M D F R V V H U T F I P B
G Q R X G K E X T A V B C G E
C G U L B R O N Z E P Q M X I
J B N R I I N P O R W G U W G
D H L R D X I C J S B T A N E
P A X E C B N F P C A O R G J
U O I V U B U S Q F F X Z A J
D N E K I E S I O D R A U E I
C E X G S O A W Y R T F T H J
S U E I Z F L D X H Y Z A N H
P Q F D X H Y E B A S A N É E
Z I Y B X Z N V T A Q R D Z A
X R S I Z F A Z S V G V N N
W B H X R F T R R K J I I B S
J J U Y X X T B G B L O O L
X I H O R Q N P E E H E L N
O B F R I E I N X G N I I P W
Y M H J R V E O T U J T N I A
B G P Z U S G K G K K A E V S
T C M S O S B Q C N D Q J D I
```

Ardoise   Argent   Argile
Basané   Beige   Bleu
Brique   Bronze   Violet
Violine

Villes de France

```
I F G W L Q Q Y N B U U V Q L
V R R D O A Y M F Z S F J U O
O I D O B Y P O O N O X L M I
I M S C M R Q I V N E C M M B
S O Y M S I I U S S T S D P W
S N H O R P A E K S M E X M Q
A T A N B V C D I P E I N F F
N Z J T A B I A C B Y U C A Z
T D R E J S G Q O D C S R S Y
W J I N Z Y N U M B H K S E R
D Q M D T R É E R R E I P A L
C R O R E S V M E A F F B E A
X M U E E U L R G F T W C R W
Z A L N Q K X S S V I G H R V
C A L H S D A Z N V Q H Y A L
T G U X O Y T A O L W B G I O
G U F Y E Y B L M E X F U P V
A U U G M E T P I W B D D A Y
V S E T L B U I R R Q J L L O
H F I R R Z O S E P C H E A C
```

Acigné	La Piarre	La Pierre
La Pisseure	Montenay	Montendre
Rimons	Rimont	Rimou
Voissant		

Musées

```
T V Y V L T V Z L I X J Z M N
R H R I J I O N E Z H O F U I
A O E C S S H Q U J Z B C S F
F D L T M P A E N V V Y L É D
O Z L O R W K F R V A L V E V
Y W A R B N P R E X A O T D E
R M G I A A Q X D O G Z H U M
E E L A Y I N B O N E H S K X
L P A A R S A V M K O Y M R A
L H N N T Z C V E W L J A E K
A Y O D N H I V T U Y F V M S
G K I A S T L A M X L Q L D
L S T L B M A H T M D J A I S
A I A B X Y V B E Y M A Q N I
N J N E L ' H E R M I T A G E
O U F R T G L O U V R E D X Y
I N B T G O T R I E N N A L E
T J O P I N K W L I B X B O Q
A A B R I T I S H M U S E U M
N D N J E B I N E H O A Z D A
```

British Museum

Louvre

Musée du Kremlin

National Gallery

National Gallery of Art

Tate Modern

Triennale

Vatican

Victoria and Albert

l'Hermitage

Tableaux de peinture

```
N N M L E B A I S E R I S M Z
D N U O B W N L G L Y K M A S
K V X T N Q Q T E Q A P J D V
M S G A E A V J R N U Z A A R
H A F M S Y L P M Q H Z Y ' D
X É F E N J P I J T S H U D P
W H O R A V B Q S S N U É N Q
K P H I D Q T H X A T F C O Q
C M U C A J B X Q Z I R O I Q
C Y W A L T T Z A K U J L T D
D N F N F Y C N D Z N Y E A B
Y S N G P Z P H M Y E I D É H
R E L O C Y B A G J D J ' R E
G L H T V L A C È N E W A C H
L S X H L L O A Q S D C T A A
K M O I S D Q B X Z N P H L R
U L B C I F N N T X O S È L L
L Q R Y K O U A O C R N N N O
X G Q G U E R N I C A Z E G A
U Y U P I C G Y X Y L V S X G
```

AMERICAN GOTHIC

GUERNICA

LA CRÉATION D'ADAM

LA CÈNE

LA DANSE

LA RONDE DE NUIT

LE BAISER

LES NYMPHÉAS

MONA LISA

ÉCOLE D'ATHÈNES

Les grands maîtres de la peinture

```
J M A T I S S E M T V B G K Z
B G W D L Y C W O X E T I L V
T Z V P S S J C Y T G R L S Y
E B L N P C V H E W P J L L S
N G Q Z P X C M F U H I E É S
O Y E E H Q E B C D D D C O E
M J X O L K U T R N X N I N F
E É M B X C É Z A N N E T A E
D R S M E A C I A U Y J T R Z
U Ô J J D A L I J Y X X O D R
A M K B L U E X R L N Z B D G
L E G H L D W X B S W D O E P
C B R O R A I W Q S D Q R V C
S O A V A N G O G H J O D I T
D S N W W M S C C K G Y N N F
X C T L T K E P Z E R K A C X
L H W Y E F L H O I C G S I G
P D O B Z P S V D T D C O J H
C N O W R E N O I R U O K H U
V I D Q L V O V N D T C I M Q
```

Claude Monet   Cézanne   Dali

Grant Wood   Jérôme Bosch   Léonard de Vinci

Matisse   Renoir   Sandro Botticelli

Van Gogh

Les rois de France

```
J K O C J V T D E A Q W D R L
N B Q Z I I N O É L O P A N C
U C Y O I T E A C J O U X K O
K X W D P H I L I P P E V I N
C H C Z I H Q B M A P U O U A
H X D K H L X M K G J L O L P
E U C H D S O F W T N L Y L O
N E H F S U A U Q G D H M Y L
R H A L M E P H I X J E L U É
I U R C O H F E Y S Y C B W O
I G L B H U T F W Q X G Z H N
V U E C H A I R P H J I L U I
T E S A H M R S V R Q R I N I
Q S M P T A O L X C D W R I I
E C A Q K K R J E I P P T C N
N A R W F K B L C S V N D G W
N P T E T L H Q E A I U H L N
E E E J R S O O R S M V N X C
O T L A U K K L L W X N A M J
C A K X K V E E W W P S W R M
```

Charles IV	Charles Martel	Charles X
Henri IV	Hugues Capet	Louis XIII
Louis XIV	Napoléon II	Napoléon III
Philippe VI		

Les saisons et le temps

```
Y Y D S E P W T A Z T N I L G
B S T P T X J E A H I Z X S A
F V H M É Q O M A Q O E U C D
D W K E M I J P A Z T R R R F
L S B T G J E S V B O T R R I
N U E N V H N X A U Z G O J L
E T J I C M M D C Z X A H T Q
R K X R U T O A O X J B W D R
U C Y P I U T U W N E I G E K
T G M C V V U I G O Q N F C Z
A S G E A S A D P K F A A E V
R A W X A N Q J F T W N E K K
É C Y W L U I J P B J Z F G O
P C L I M A T C I H Q V T C P
M N H H A U J P U J F C N M G
E P P L U I E Y M L M N Q Q J
T N L S D R H Y F O E E A K R
S C Y T Z X D F Y Y R E B L S
M U O R E V I H R G E D F Y T
E D P B F Y Z S Y O U E R F L
```

Automne	Canicule	Climat
Eté	Hiver	Neige
Pluie	Printemps	Temps
Température		

Période glaciaire

```
D I E N M A G D A L É N I E N
E O N D O G H M T O D A O L G
H J Y T Y T Q P A T B N D J X
G D X C E X V L A M E I L X F
M O M A R R S C T G M B T J D
W T C A É H G V X D X O F Q G
A K M D C D G L D F G E U Z E
P A H C H H L X A R Y U F T F
I D J A A P A O B C Z Z E S H
T N S R U R C I F K I D U J O
I F E I F T I G R Q I A C V V
D Q Q B F G A N E O F I I P E
H G F O E D T H W U D S N R S
T B Z U M H I W G N H O F F E
H R G K E G O R R B N H N J U
V T U B N Q N Q F K D C Y T P
R X S G T S Z A R D N U O T E
D G U Y E S R O M O E P R A E
H U J S X I S I P L E G R H R
V D U T H T M E S M B W N Y X
```

Caribou
Machairodonte
Morse
Wapiti

Glaciation
Magdalénien
Réchauffement

Interglaciaire
Mammouth
Toundra

Reptiles

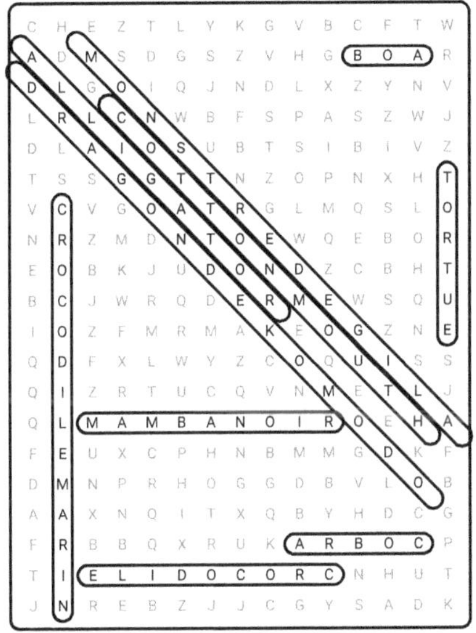

Arbres

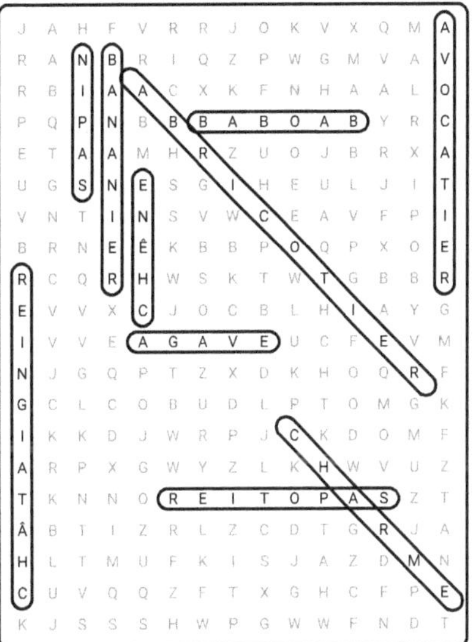

Dinosaures

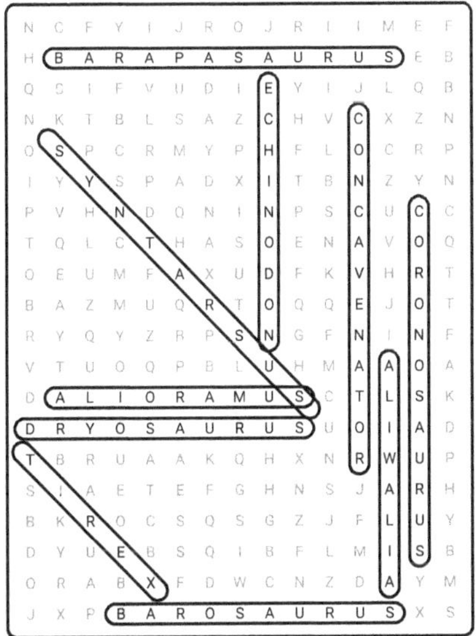

Épices

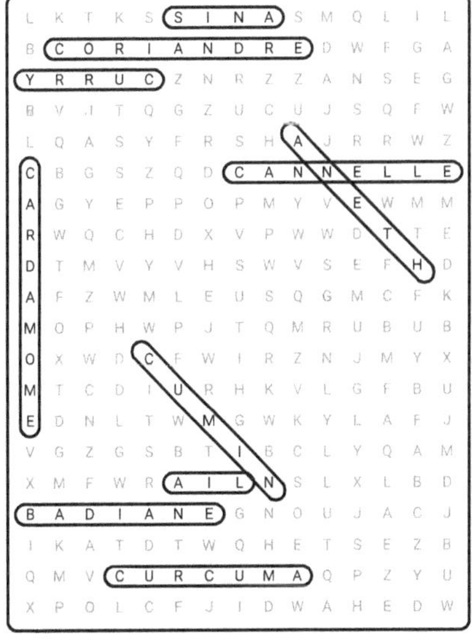

Fleurs

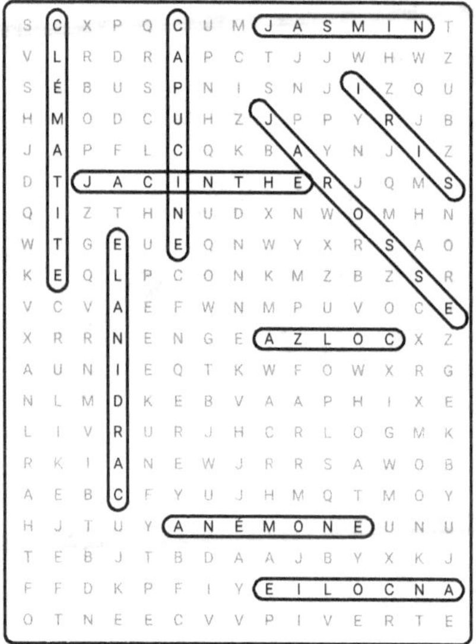

Fruits

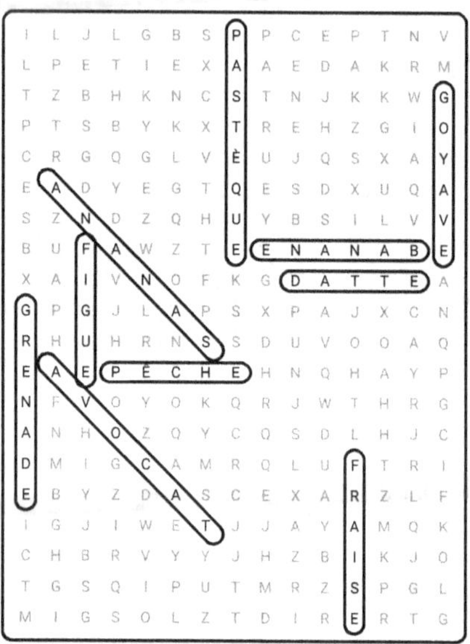

Légumes

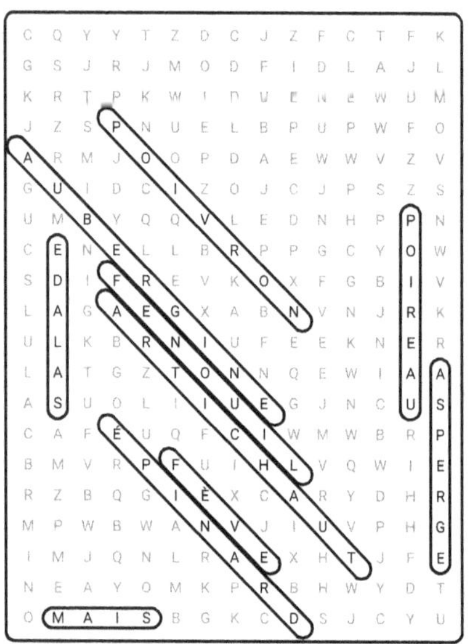

Pierres précieuses

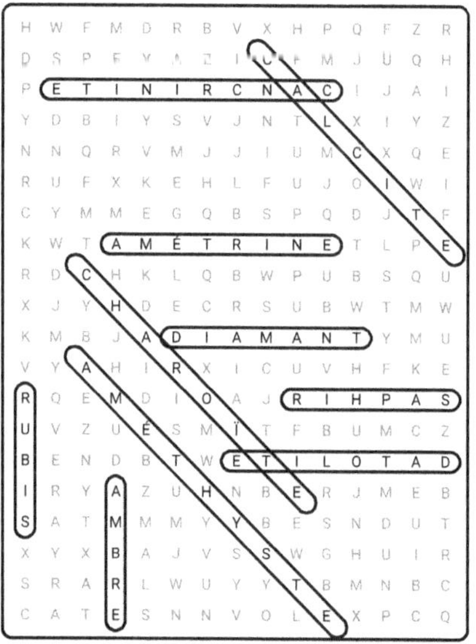

Oiseaux

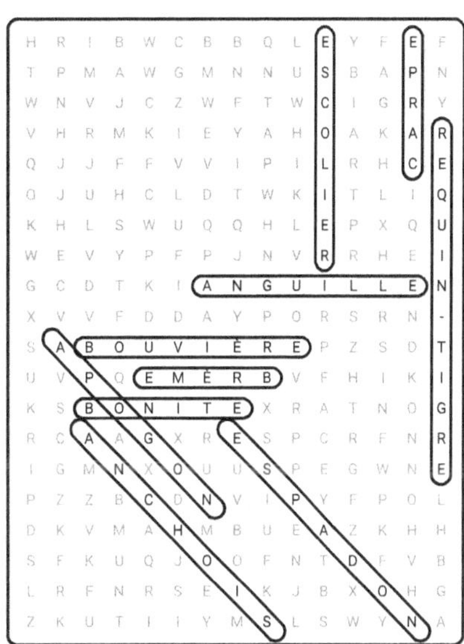

Poissons

Fruits de mer

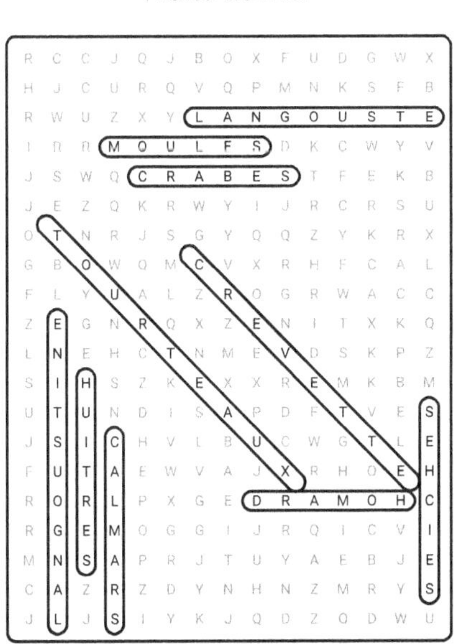

Herbivores

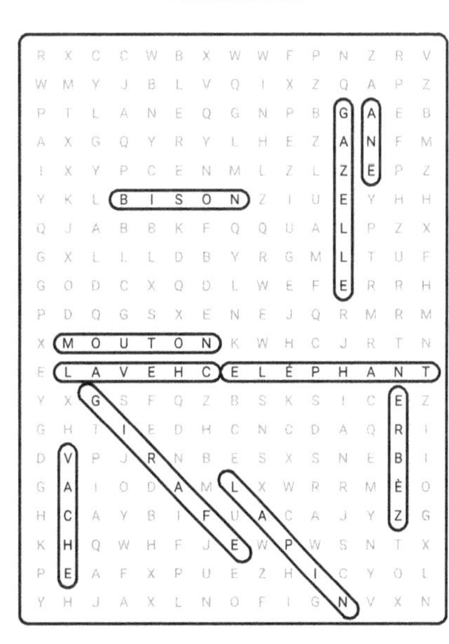

Singes

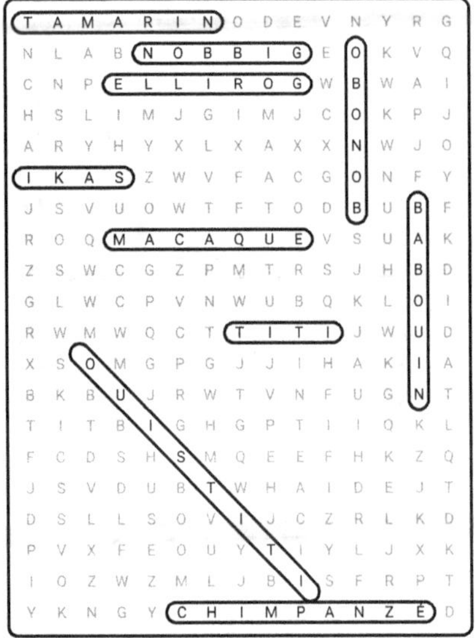

Carnivores

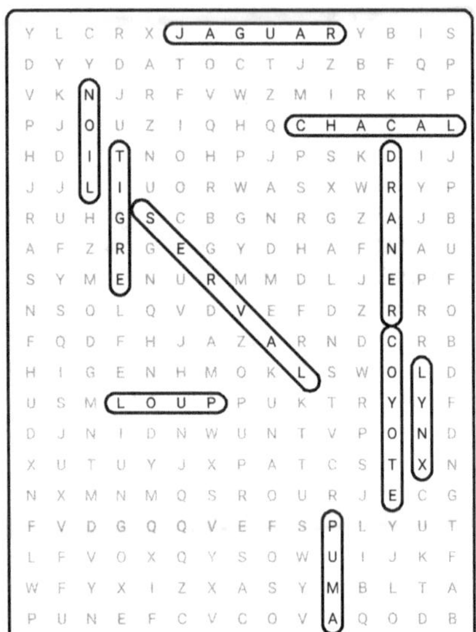

Volcans

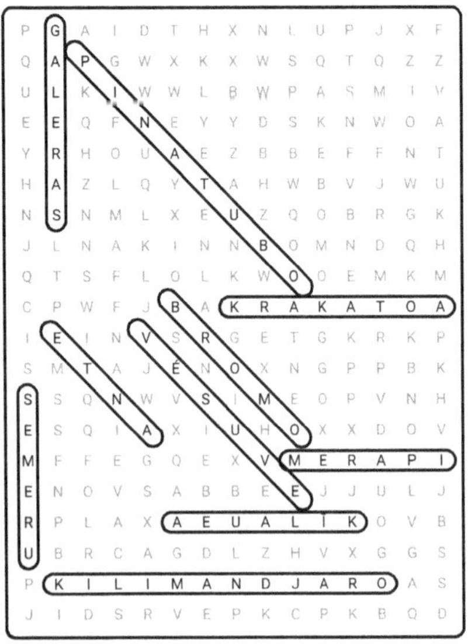

La ferme

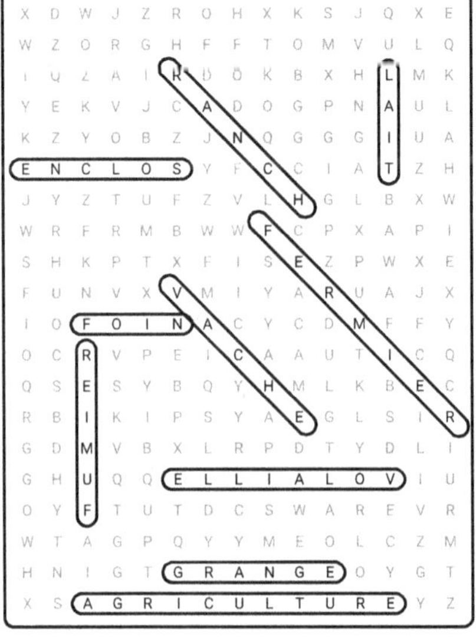

Fougères

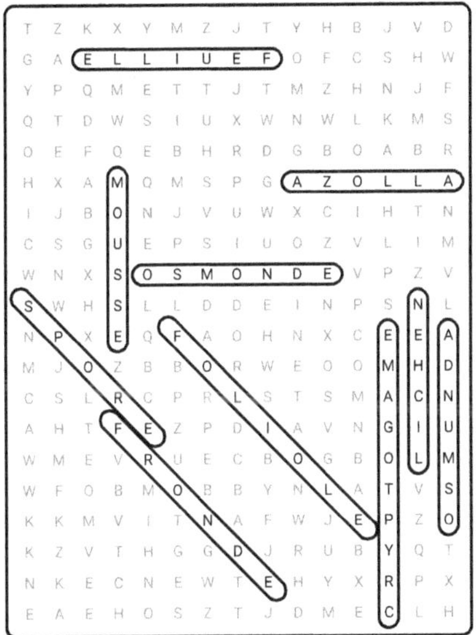

Cétacés

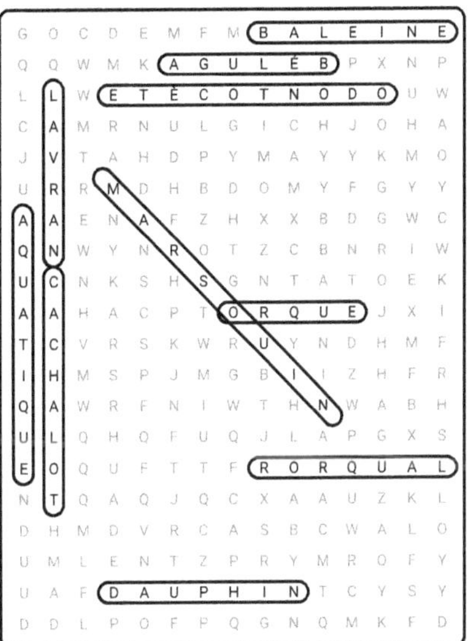

Céréales

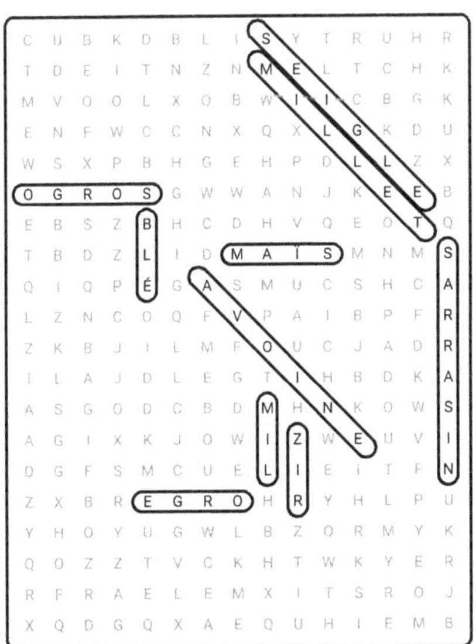

Fruits secs

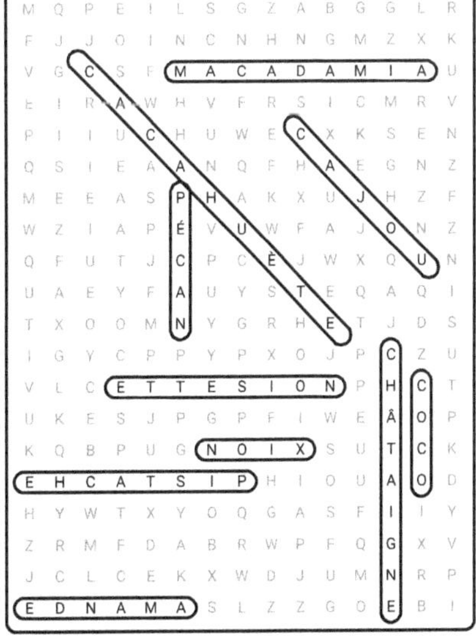

Herbes aromatiques

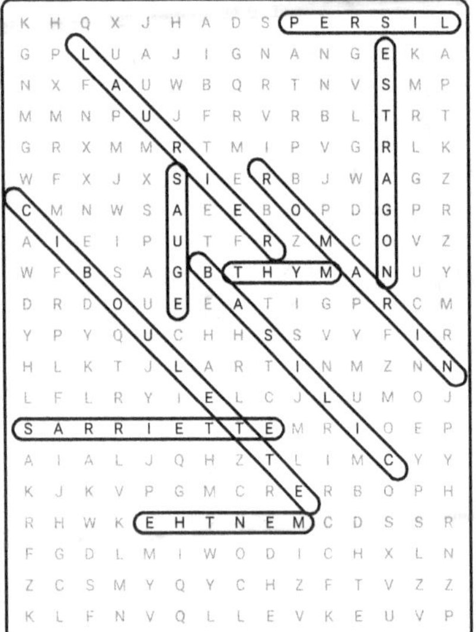

Montagnes

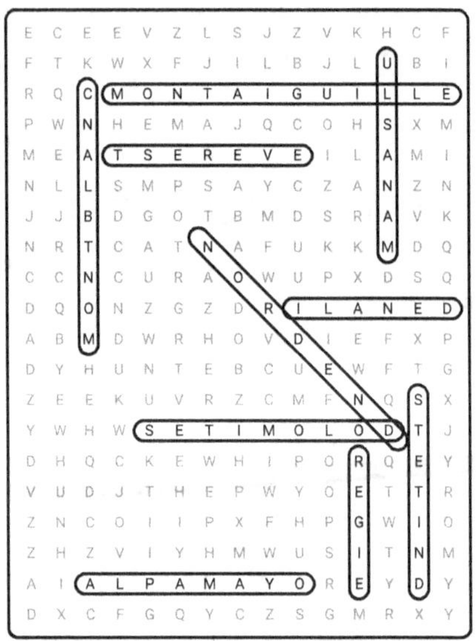

Plages

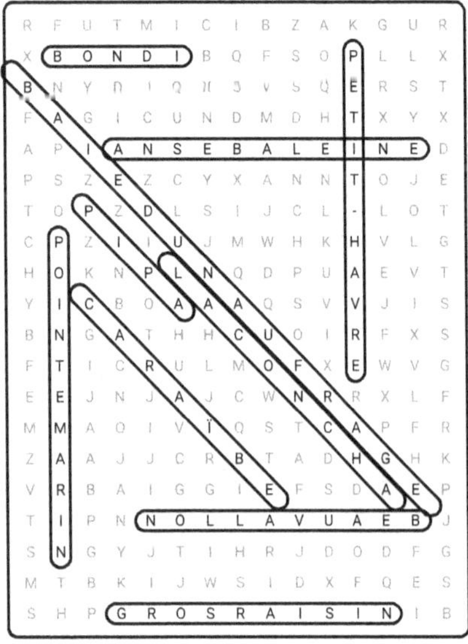

Pays

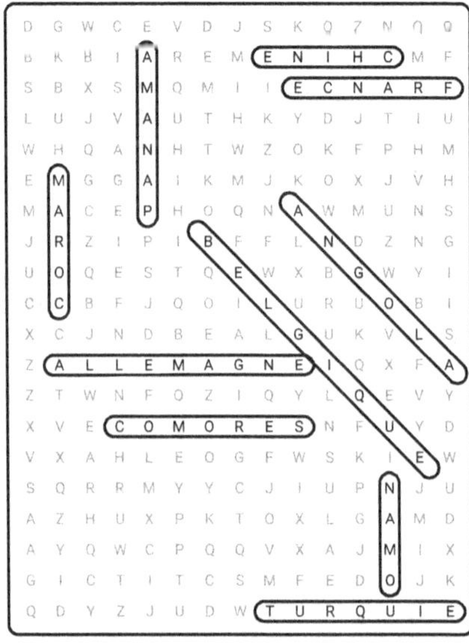

Déserts

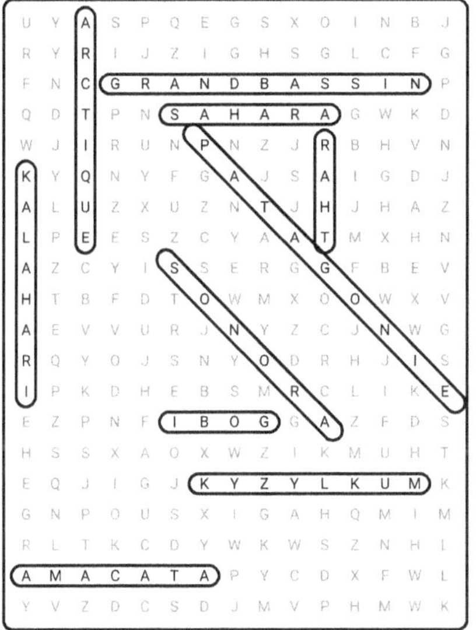

Archipels

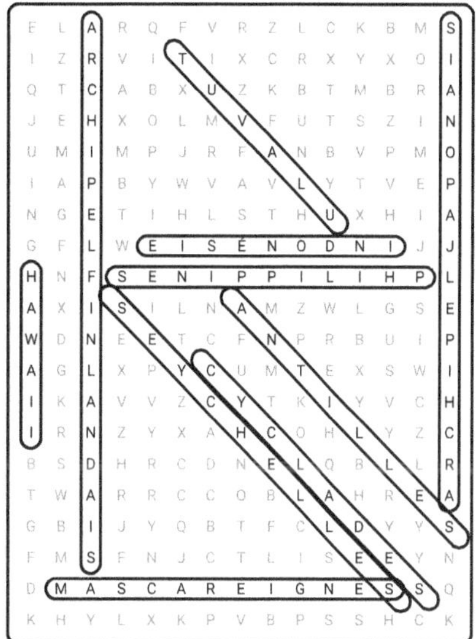

Lagons

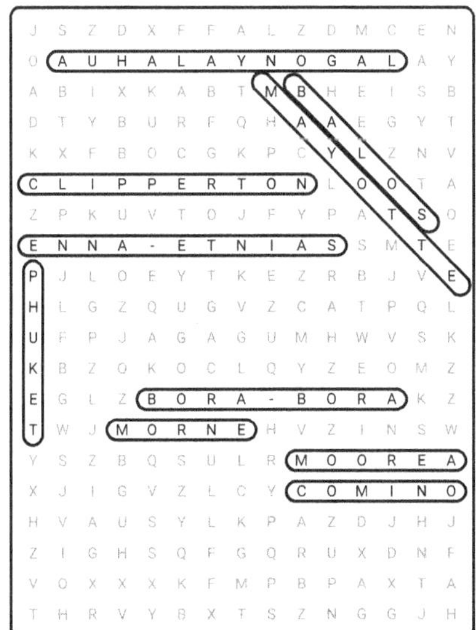

Insectes

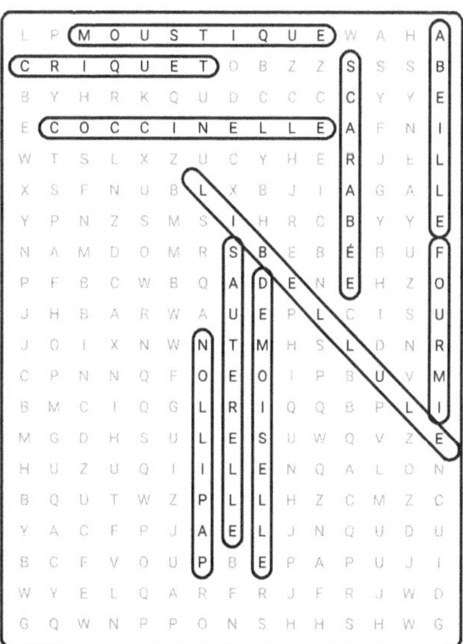

Anciennes civilisations

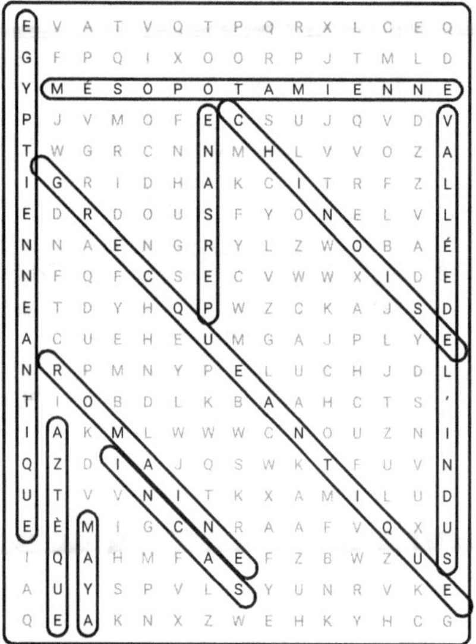

Gastronomie

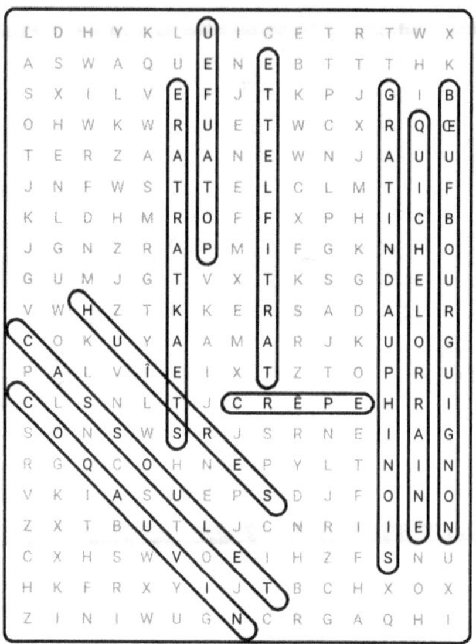

Chasse

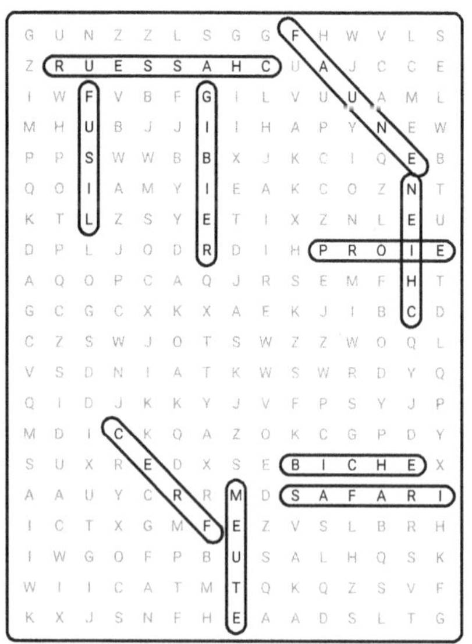

Départements français

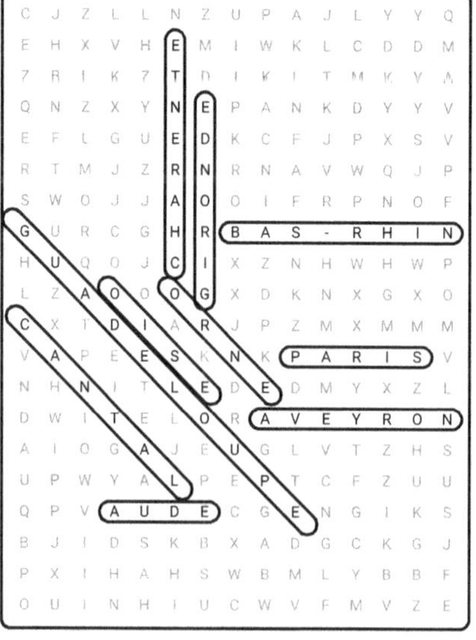

Couleurs

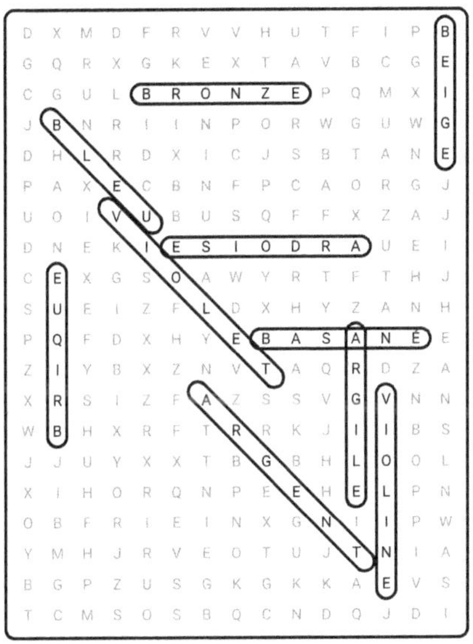

Villes de France

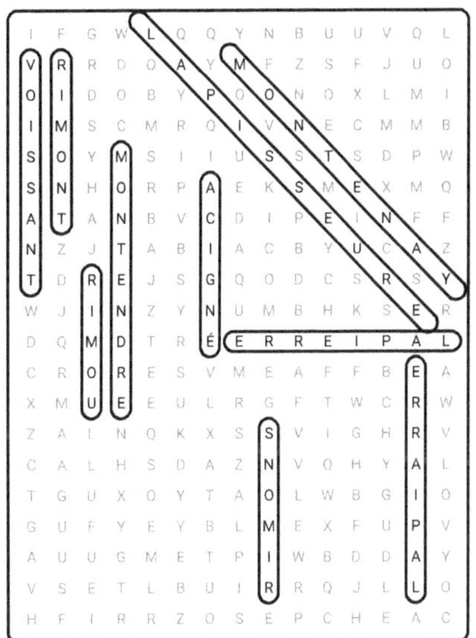

Musées

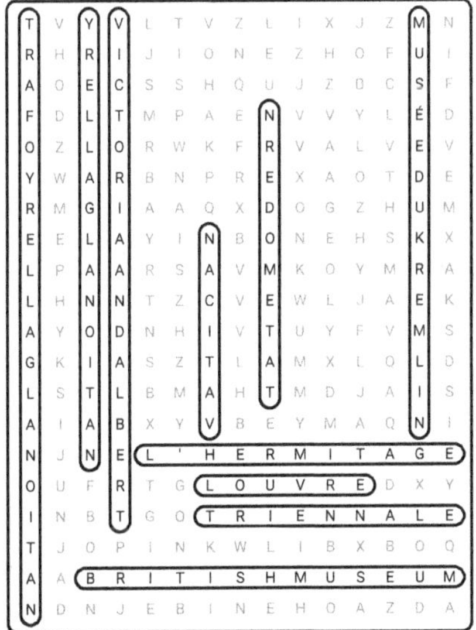

Tableaux de peinture

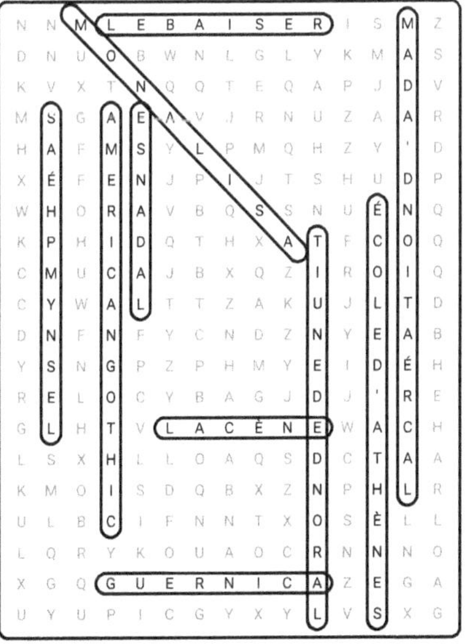

Les grands maîtres de la peinture

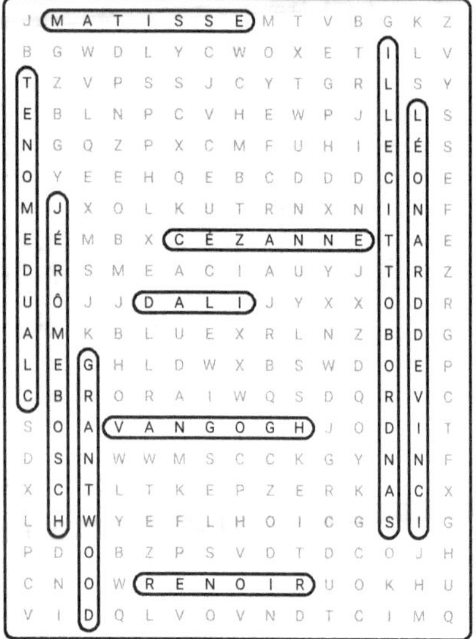

Les rois de France

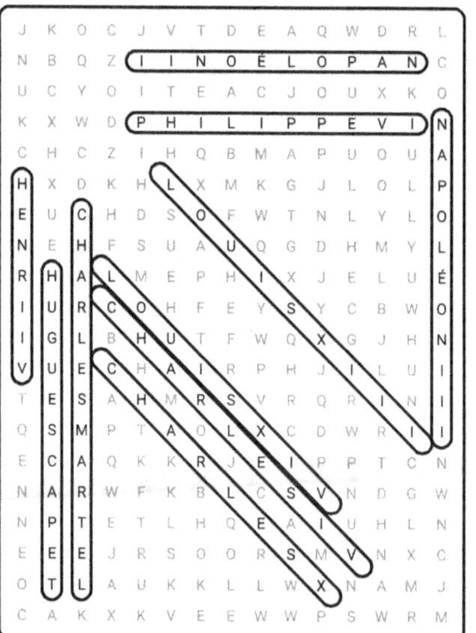

Les saisons et le temps

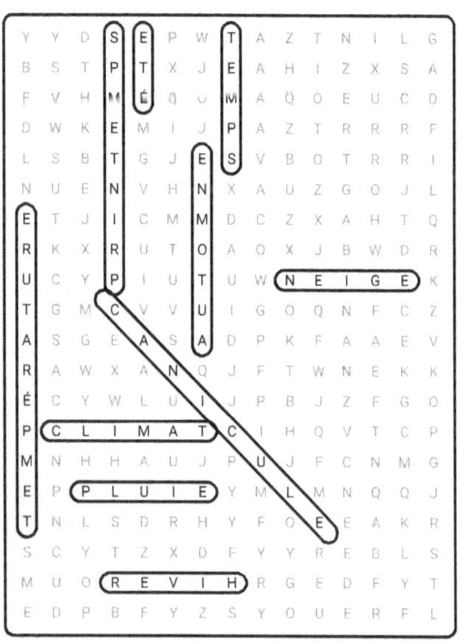

Période glaciaire

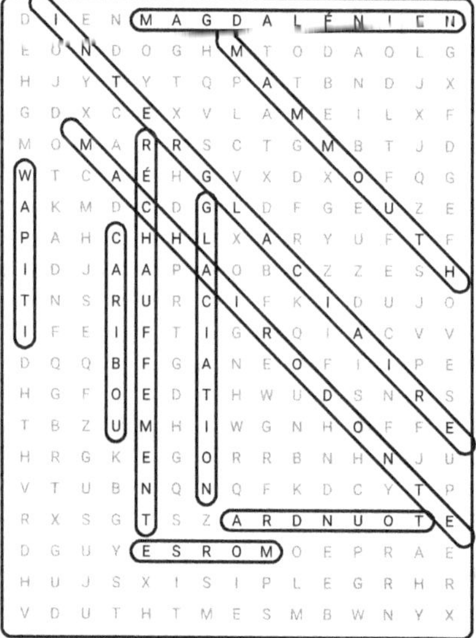

www.ingramcontent.com/pod-product-compliance
Lightning Source LLC
Chambersburg PA
CBHW081401160726
48000CB00010B/3437

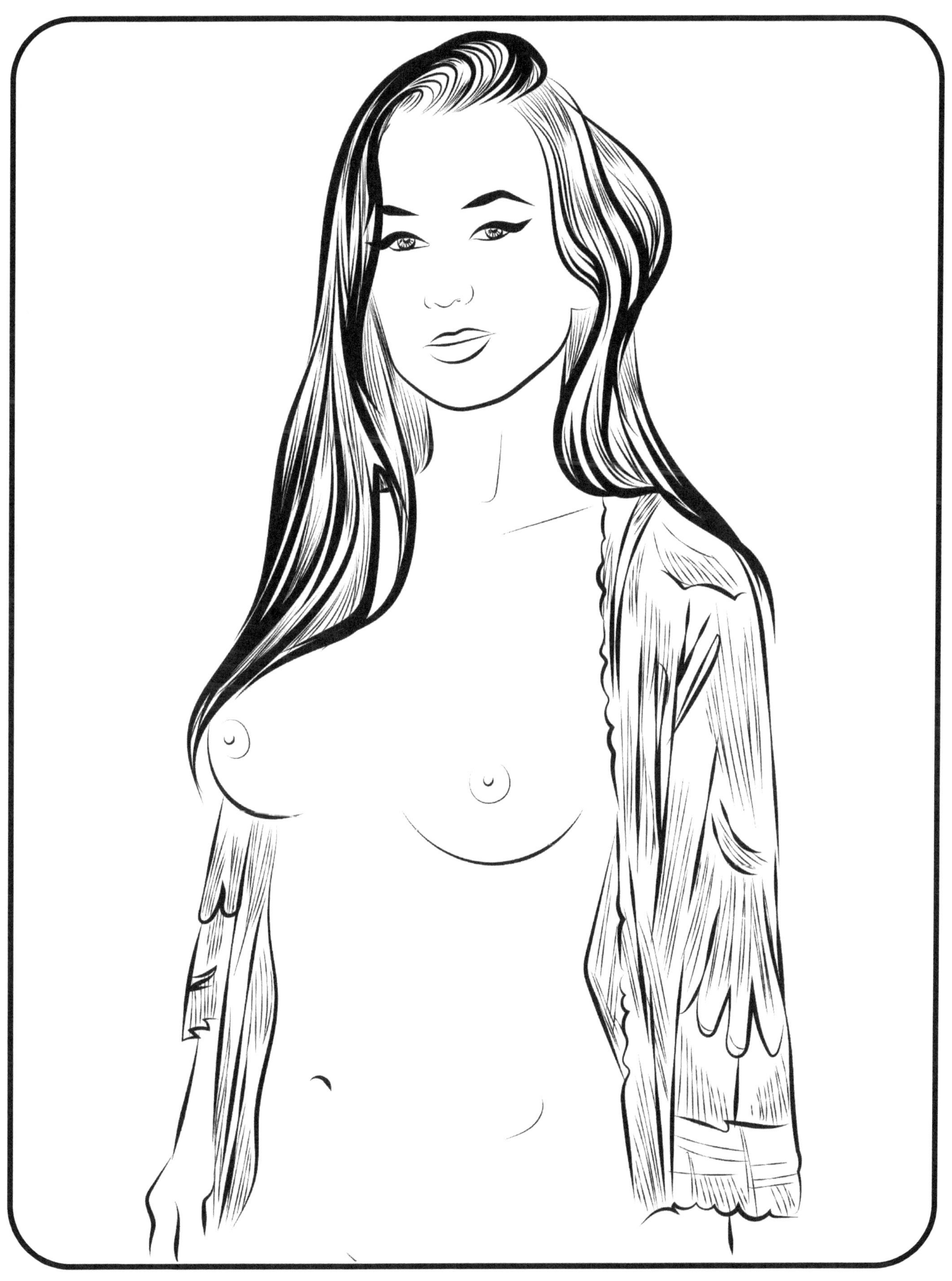

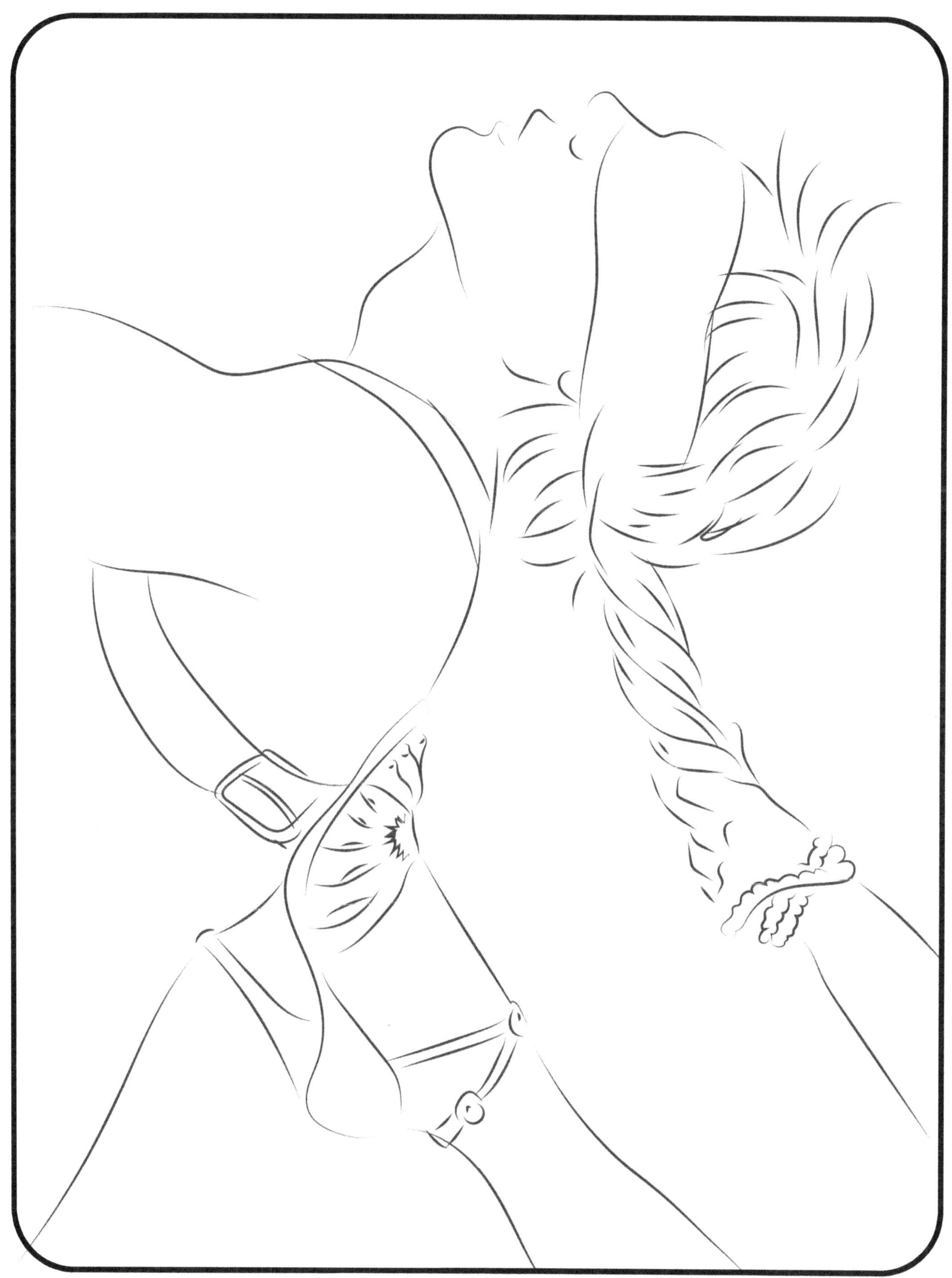

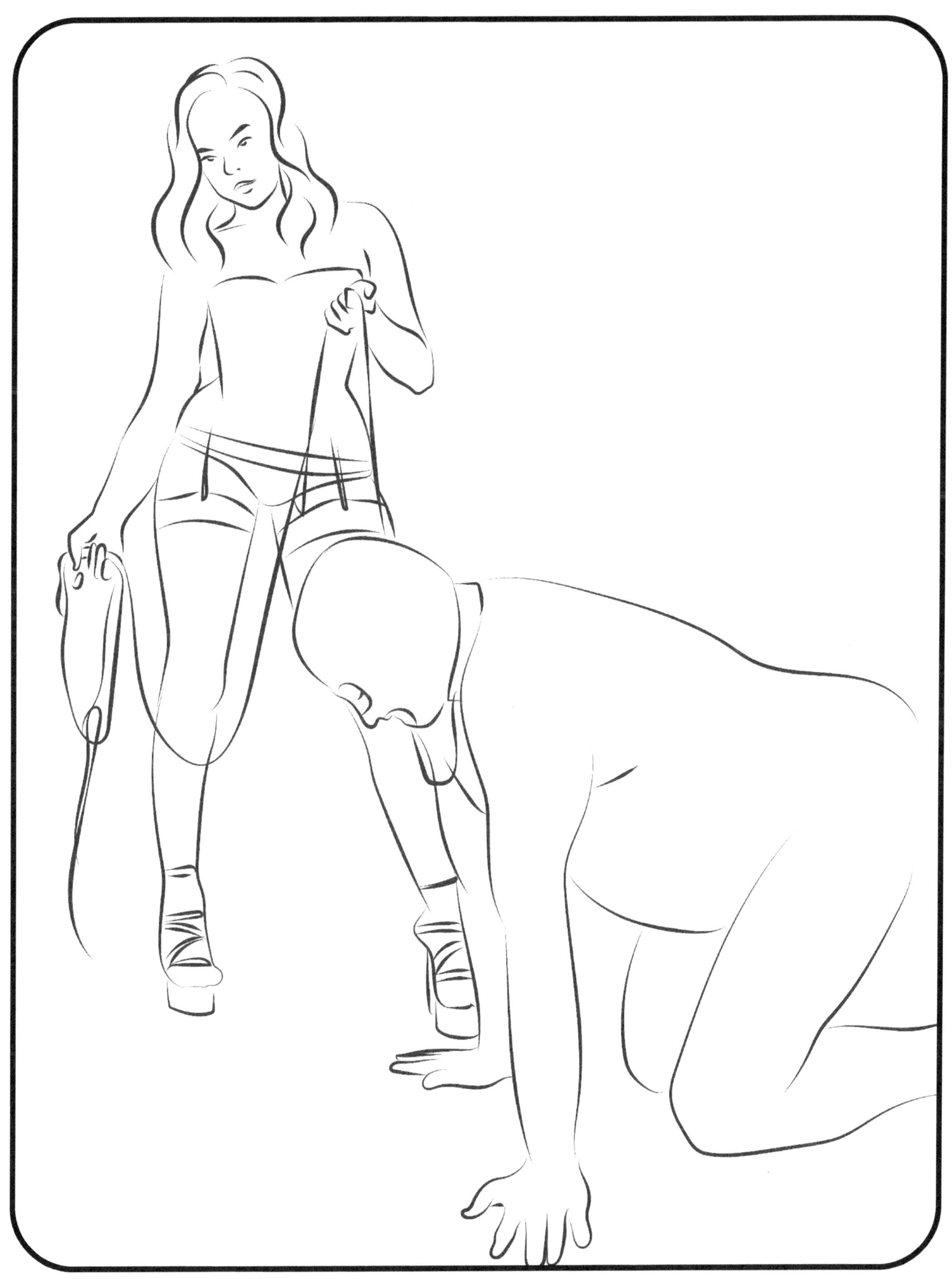

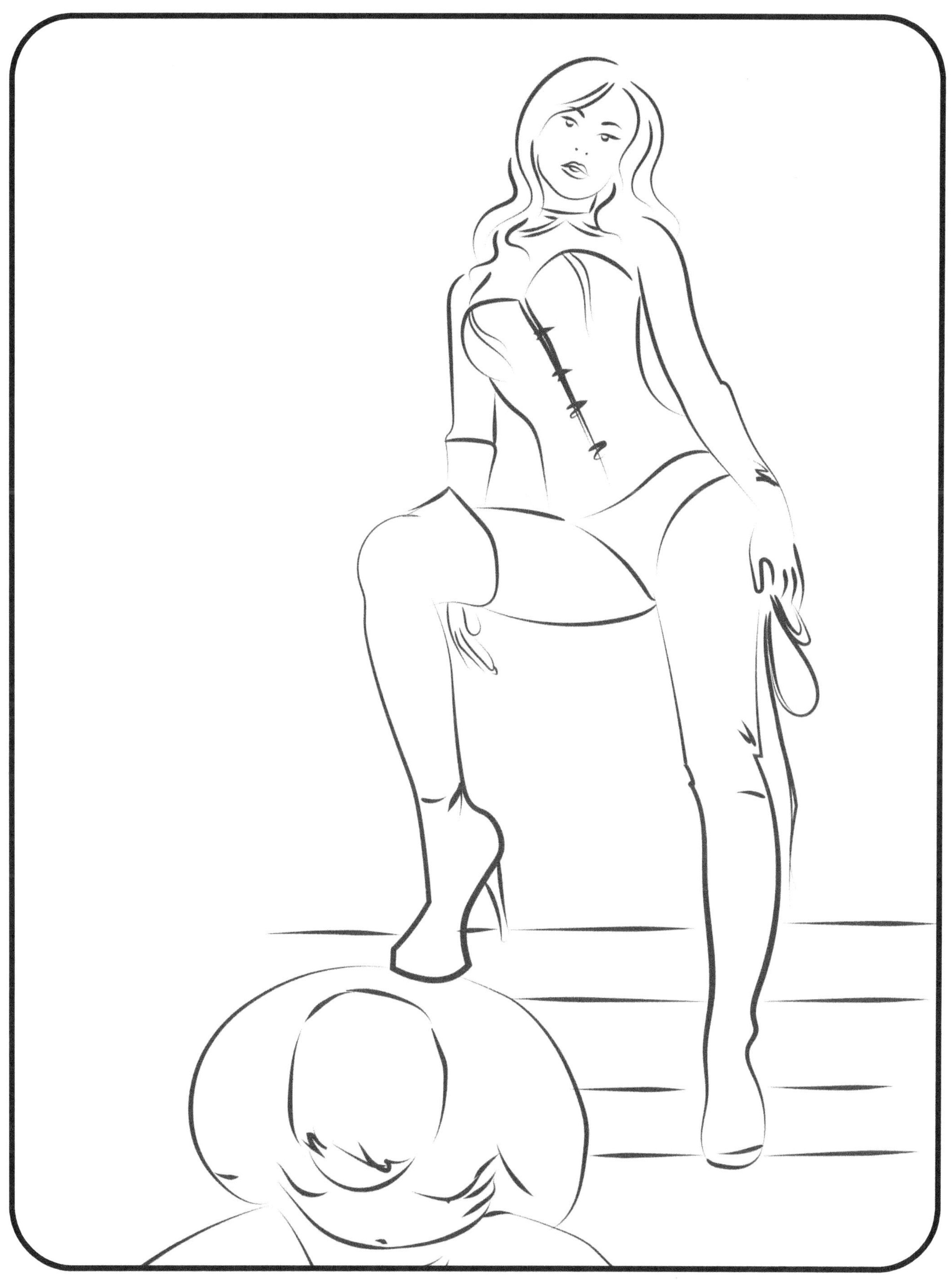

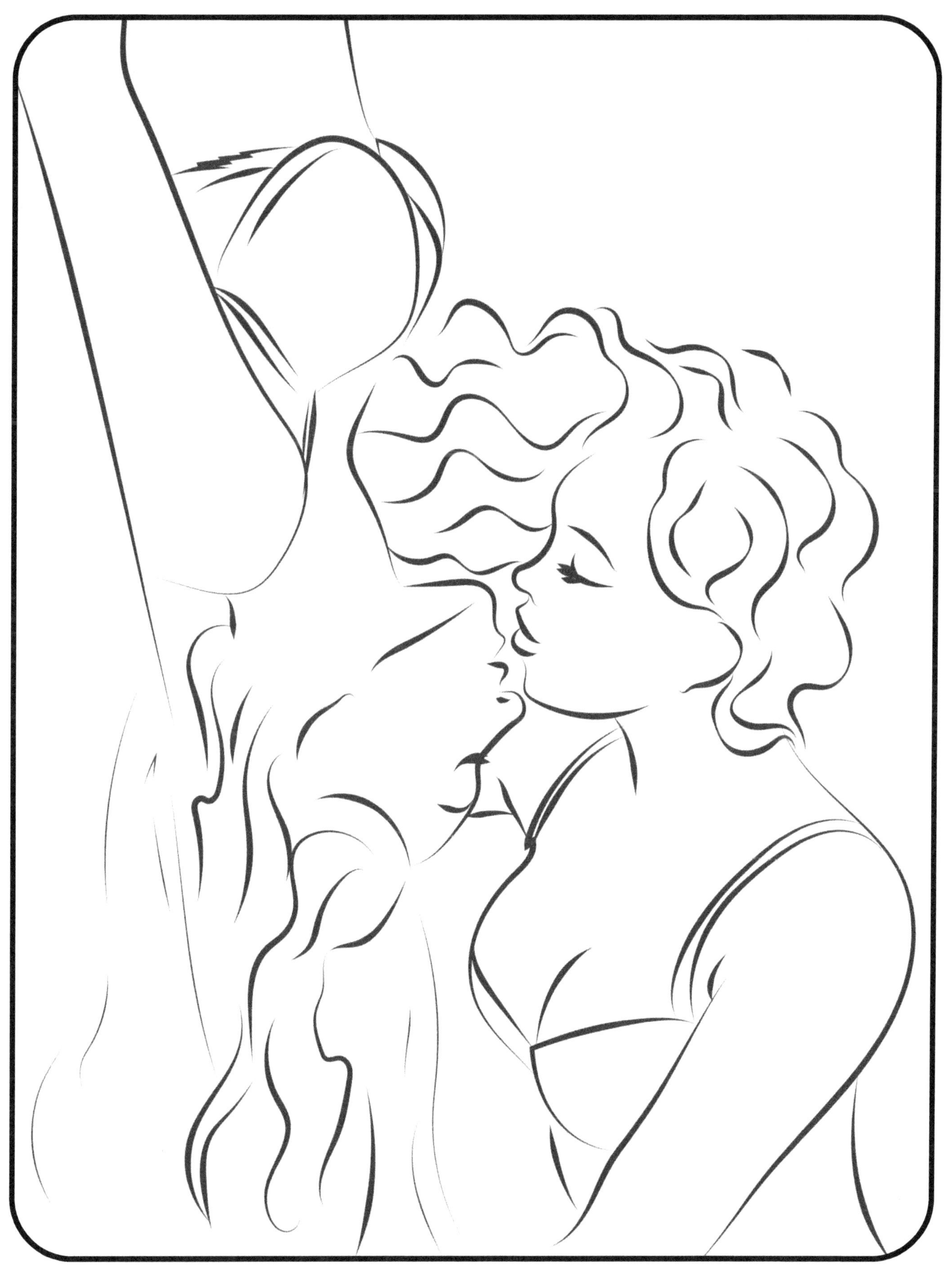